Dieses Buch gehört:

_____

_____

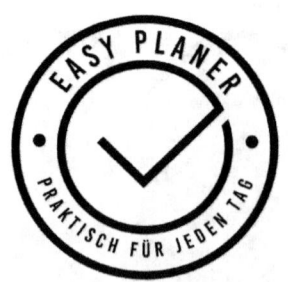

# Meine 28-Tage Keto-Reise

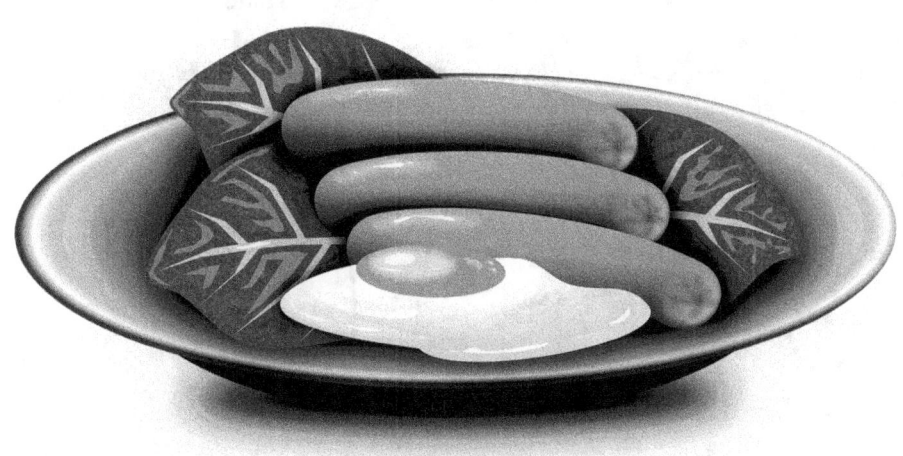

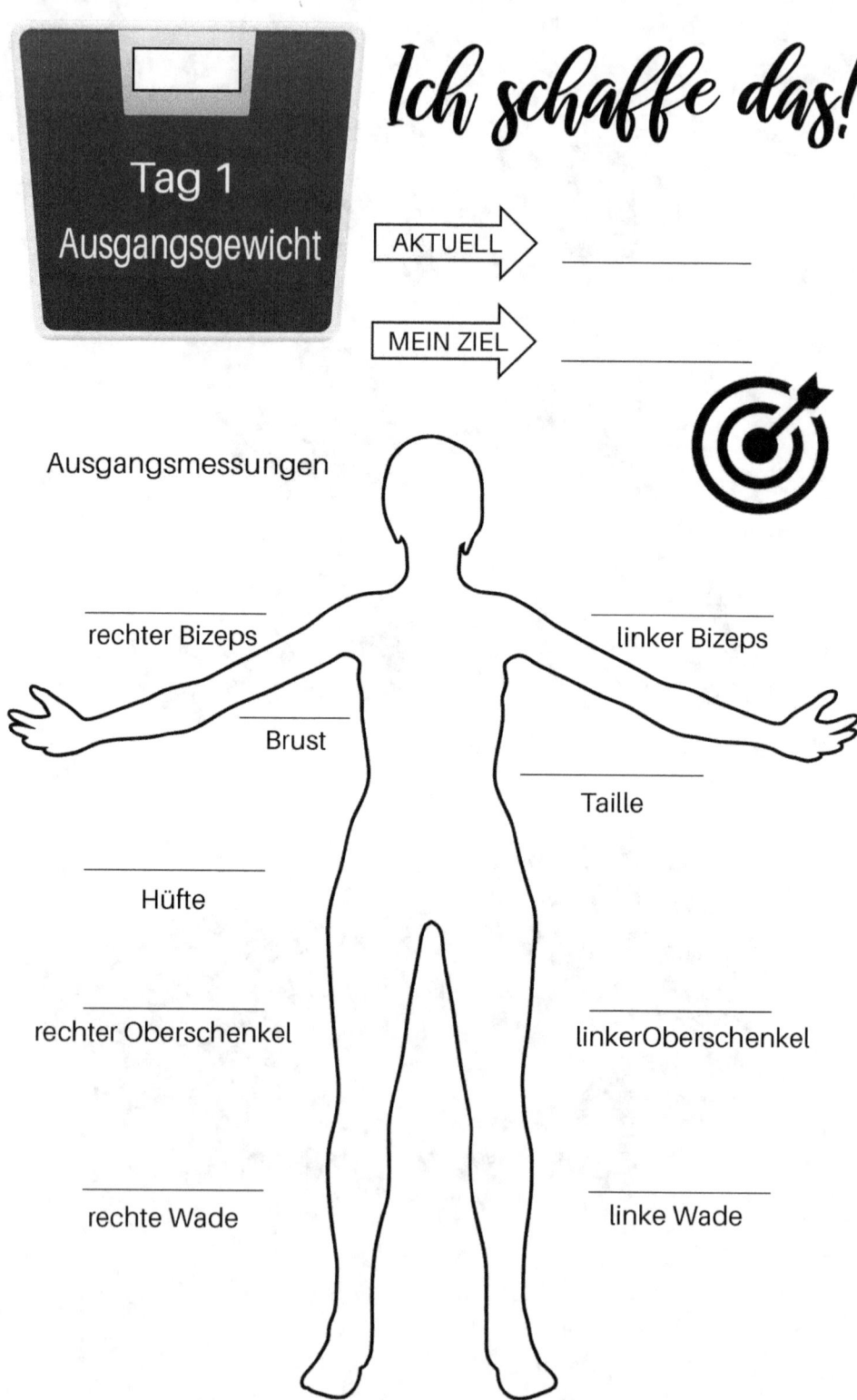

Tag 1
Ausgangsgewicht

Ich schaffe das!

AKTUELL ➡ _____

MEIN ZIEL ➡ _____

Ausgangsmessungen

_____
rechter Bizeps

_____
linker Bizeps

_____
Brust

_____
Taille

_____
Hüfte

_____
rechter Oberschenkel

_____
linkerOberschenkel

_____
rechte Wade

_____
linke Wade

# Aktuell

hier Foto einkleben

# Fragen, die ich mir stellen sollte

Warum fange ich mit einer Ketogenen Ernährung an?

_____

_____

_____

_____

Was ist mein Endziel?

_____

_____

_____

_____

Habe ich das richtige Mindset zum Abnehmen?

_____

_____

_____

_____

Wer kann mich unterstützen? Wer kann mir Fragen beantworten?

_____

_____

_____

_____

# Tag 1 – 7

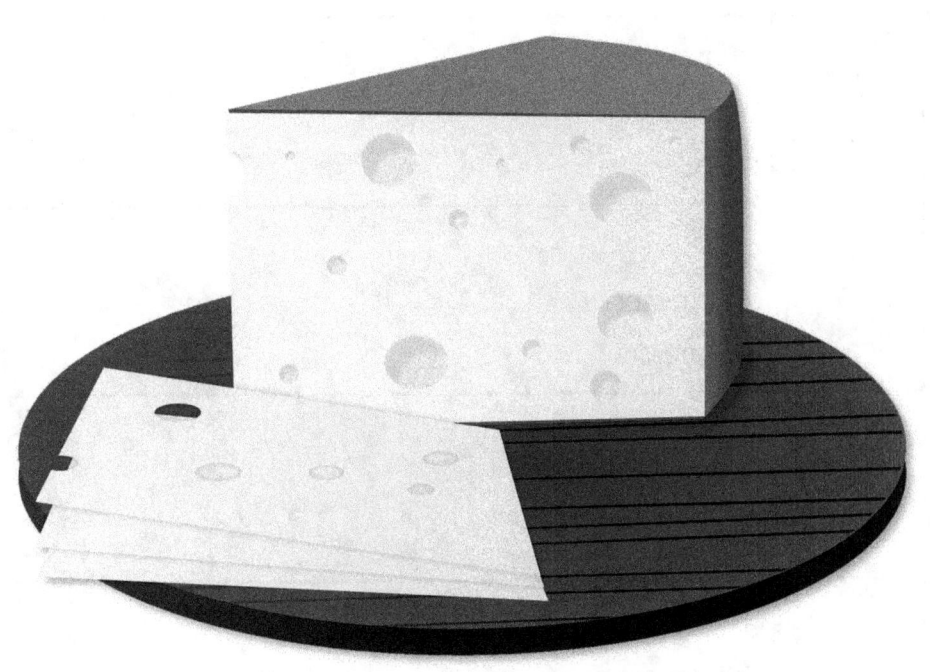

# Speiseplan

| | |
|---|---|
| **Tag 1** | Frühstück:<br><br>Mittagessen:<br><br>Abendessen: |
| **Tag 2** | Frühstück:<br><br>Mittagessen:<br><br>Abendessen: |
| **Tag 3** | Frühstück:<br><br>Mittagessen:<br><br>Abendessen: |
| **Tag 4** | Frühstück:<br><br>Mittagessen:<br><br>Abendessen: |
| **Tag 5** | Frühstück:<br><br>Mittagessen:<br><br>Abendessen: |
| **Tag 6** | Frühstück:<br><br>Mittagessen:<br><br>Abendessen: |
| **Tag 7** | Frühstück:<br><br>Mittagessen:<br><br>Abendessen: |
| **Snacks** | |

# Einkaufsliste

| FLEISCH & FISCH | MILCHPRODUKTE & EIER | GEMÜSE |
|---|---|---|
| Schinken | Sahne | Brokkoli |
| Speck | Joghurt, vollfett | Blumenkohl |
| Hackfleisch | Eier | Gurke |
| Huhn | Butter | Spargel (grün) |
| Aufschnitt | Ghee | Zucchini |
| Schweinefleisch | Saure Sahne | Zwiebeln |
| Lammfleisch | Frischkäse | Knoblauch |
| Wurst | Vollfettkäse | Sellerie |
| Steak | **VORRÄTE** | Aubergine |
| Ente | Mandelmilch | Weißkraut |
| Garnelen | Kokosmilch | Paprika |
| Lachs | Kaffee | Salat |
| Thunfisch | Steinsalz | Kräuter |
| **FETTE & ÖLE** | Senf | **FRÜCHTE** |
| Olivenöl | Kokosmehl | Avocados |
| Avocadoöl | Mandelmehl | Heidelbeeren |
| Sesamöl | Erithrol | Brombeeren |
| Erdnussöl | dunkle Schokol. 90% | Himbeeren |
| MCT Öl | | Erdbeeren |
| Kokos Butter | | Zitronen |
| Kokos Öl | | Limetten |
| Ghee Butter | | Nüsse & Samen |
| | | |
| | | |

# Einkaufsliste

| FLEISCH & FISCH | MILCHPRODUKTE & EIER | GEMÜSE |
|---|---|---|
|  |  |  |
|  |  |  |
|  |  |  |
|  |  |  |
|  |  |  |
|  |  |  |
|  |  |  |
|  |  |  |
|  | VORRÄTE |  |
|  |  |  |
|  |  |  |
|  |  |  |
| FETTE & ÖLE |  | FRÜCHTE |
|  |  |  |
|  |  |  |
|  |  |  |
|  |  |  |
|  |  |  |
|  |  |  |
|  |  |  |
|  |  |  |

# Gewohnheits-Tracker

| GEWOHNHEIT | 1 | 2 | 3 | 4 | 5 | 6 | 7 | BELOHNUNG |
|---|---|---|---|---|---|---|---|---|
| | | | | | | | | |
| | | | | | | | | |
| | | | | | | | | |
| | | | | | | | | |
| | | | | | | | | |
| | | | | | | | | |
| | | | | | | | | |
| | | | | | | | | |
| | | | | | | | | |
| | | | | | | | | |

# Stimmungs-Tracker

| TAG | STIMMUNG | | | | | WARUM? |
|---|---|---|---|---|---|---|
| 1 | ☺ | ☺ | ☹ | ☹ | ☹ | |
| 2 | ☺ | ☺ | ☹ | ☹ | ☹ | |
| 3 | ☺ | ☺ | ☹ | ☹ | ☹ | |
| 4 | ☺ | ☺ | ☹ | ☹ | ☹ | |
| 5 | ☺ | ☺ | ☹ | ☹ | ☹ | |
| 6 | ☺ | ☺ | ☹ | ☹ | ☹ | |
| 7 | ☺ | ☺ | ☹ | ☹ | ☹ | |

 Nur ich kann mein Leben verändern!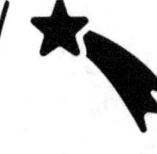
Niemand kann das für mich tun.

# Sport-Tracker

| Tag 1 | Tag 2 | Tag 3 |
|---|---|---|
| | | |
| Cardio ◯<br>Gewichte ◯ | Cardio ◯<br>Gewichte ◯ | Cardio ◯<br>Gewichte ◯ |

| Tag 4 | Tag 5 | Tag 6 |
|---|---|---|
| | | |
| Cardio ◯<br>Gewichte ◯ | Cardio ◯<br>Gewichte ◯ | Cardio ◯<br>Gewichte ◯ |

| Tag 7 | Tag | Kalorienverbrauch |
|---|---|---|
| | 1 | |
| | 2 | |
| | 3 | |
| | 4 | |
| | 5 | |
| Cardio ◯ | 6 | |
| Gewichte ◯ | 7 | |

# Checkliste

- [ ] _____
- [ ] _____
- [ ] _____
- [ ] _____
- [ ] _____
- [ ] _____
- [ ] _____
- [ ] _____
- [ ] _____

# Notizen

_____

_____

_____

_____

_____

_____

_____

_____

_____

_____

# Tag 1  Mahlzeiten – Tracker

Datum: _____

Mo Di Mi Do Fr Sa So

| 🎯 Tagesziel | | | | | | |
|---|---|---|---|---|---|---|
| | | | | | | |

| **Frühstück** | Kalorien | Fett | Eiweiß | KH | Ballast-stoffe | KH netto |
|---|---|---|---|---|---|---|
| | | | | | | |
| | | | | | | |
| | | | | | | |
| | | | | | | |
| Gesamt: | | | | | | |

| **Mittagessen** | Kalorien | Fett | Eiweiß | KH | Ballast-stoffe | KH netto |
|---|---|---|---|---|---|---|
| | | | | | | |
| | | | | | | |
| | | | | | | |
| | | | | | | |
| Gesamt: | | | | | | |

| **Abendessen** | Kalorien | Fett | Eiweiß | KH | Ballast-stoffe | KH netto |
|---|---|---|---|---|---|---|
| | | | | | | |
| | | | | | | |
| | | | | | | |
| | | | | | | |
| Gesamt: | | | | | | |

| **Snacks** | Kalorien | Fett | Eiweiß | KH | Ballast-stoffe | KH netto |
|---|---|---|---|---|---|---|
| | | | | | | |
| | | | | | | |
| Gesamt: | | | | | | |
| **Tagessumme** | | | | | | |

**Ketose** J / N    Intermittierendes Fasten: von _____Uhr bis_____Uhr

# Checkliste

- [ ] _____
- [ ] _____
- [ ] _____
- [ ] _____
- [ ] _____
- [ ] _____
- [ ] _____
- [ ] _____
- [ ] _____

# Notizen

_____

_____

_____

_____

_____

_____

_____

_____

_____

_____

# Tag 2  Mahlzeiten – Tracker

Datum: _____

Mo Di Mi Do Fr Sa So

| ⊕ Tagesziel | | | | | | |
|---|---|---|---|---|---|---|
| **Frühstück** | Kalorien | Fett | Eiweiß | KH | Ballast-stoffe | KH netto |
| | | | | | | |
| | | | | | | |
| | | | | | | |
| | | | | | | |
| Gesamt: | | | | | | |
| **Mittagessen** | Kalorien | Fett | Eiweiß | KH | Ballast-stoffe | KH netto |
| | | | | | | |
| | | | | | | |
| | | | | | | |
| | | | | | | |
| Gesamt: | | | | | | |
| **Abendessen** | Kalorien | Fett | Eiweiß | KH | Ballast-stoffe | KH netto |
| | | | | | | |
| | | | | | | |
| | | | | | | |
| | | | | | | |
| Gesamt: | | | | | | |
| **Snacks** | Kalorien | Fett | Eiweiß | KH | Ballast-stoffe | KH netto |
| | | | | | | |
| | | | | | | |
| | | | | | | |
| Gesamt: | | | | | | |
| **Tagessumme** | | | | | | |

**Ketose** J / N      Intermittierendes Fasten: von _____Uhr bis_____Uhr

# Checkliste

- [ ]
- [ ]
- [ ]
- [ ]
- [ ]
- [ ]
- [ ]
- [ ]
- [ ]

# Notizen

_____

_____

_____

_____

_____

_____

_____

_____

_____

_____

# Tag 3 Mahlzeiten – Tracker

Datum: _____

Mo Di Mi Do Fr Sa So

| 🎯 Tagesziel | | | | | | |
|---|---|---|---|---|---|---|

| **Frühstück** | Kalorien | Fett | Eiweiß | KH | Ballast-stoffe | KH netto |
|---|---|---|---|---|---|---|
| | | | | | | |
| | | | | | | |
| | | | | | | |
| Gesamt: | | | | | | |

| **Mittagessen** | Kalorien | Fett | Eiweiß | KH | Ballast-stoffe | KH netto |
|---|---|---|---|---|---|---|
| | | | | | | |
| | | | | | | |
| | | | | | | |
| Gesamt: | | | | | | |

| **Abendessen** | Kalorien | Fett | Eiweiß | KH | Ballast-stoffe | KH netto |
|---|---|---|---|---|---|---|
| | | | | | | |
| | | | | | | |
| | | | | | | |
| Gesamt: | | | | | | |

| **Snacks** | Kalorien | Fett | Eiweiß | KH | Ballast-stoffe | KH netto |
|---|---|---|---|---|---|---|
| | | | | | | |
| | | | | | | |
| Gesamt: | | | | | | |

| **Tagessumme** | | | | | | |
|---|---|---|---|---|---|---|

**Ketose** J / N     Intermittierendes Fasten: von _____Uhr bis_____Uhr

# Checkliste

- [ ] _____
- [ ] _____
- [ ] _____
- [ ] _____
- [ ] _____
- [ ] _____
- [ ] _____
- [ ] _____
- [ ] _____

# Notizen

_____
_____
_____
_____
_____
_____
_____
_____
_____
_____
_____

# Tag 4  Mahlzeiten – Tracker

Datum: _____

Mo Di Mi Do Fr Sa So

| ⊕ Tagesziel | | | | | | |
|---|---|---|---|---|---|---|
| **Frühstück** | Kalorien | Fett | Eiweiß | KH | Ballast-stoffe | KH netto |
| | | | | | | |
| | | | | | | |
| | | | | | | |
| Gesamt: | | | | | | |
| **Mittagessen** | Kalorien | Fett | Eiweiß | KH | Ballast-stoffe | KH netto |
| | | | | | | |
| | | | | | | |
| | | | | | | |
| Gesamt: | | | | | | |
| **Abendessen** | Kalorien | Fett | Eiweiß | KH | Ballast-stoffe | KH netto |
| | | | | | | |
| | | | | | | |
| | | | | | | |
| Gesamt: | | | | | | |
| **Snacks** | Kalorien | Fett | Eiweiß | KH | Ballast-stoffe | KH netto |
| | | | | | | |
| | | | | | | |
| | | | | | | |
| Gesamt: | | | | | | |
| **Tagessumme** | | | | | | |

**Ketose** J / N          Intermittierendes Fasten: von _____Uhr bis_____Uhr

# Checkliste

- ☐ _____
- ☐ _____
- ☐ _____
- ☐ _____
- ☐ _____
- ☐ _____
- ☐ _____
- ☐ _____
- ☐ _____

# Notizen

_____

_____

_____

_____

_____

_____

_____

_____

_____

_____

# Tag 5 Mahlzeiten – Tracker

Datum: _____

Mo Di Mi Do Fr Sa So

| 🎯 Tagesziel | | | | | | |
|---|---|---|---|---|---|---|
| | | | | | | |

| **Frühstück** | Kalorien | Fett | Eiweiß | KH | Ballast-stoffe | KH netto |
|---|---|---|---|---|---|---|
| | | | | | | |
| | | | | | | |
| | | | | | | |
| Gesamt: | | | | | | |

| **Mittagessen** | Kalorien | Fett | Eiweiß | KH | Ballast-stoffe | KH netto |
|---|---|---|---|---|---|---|
| | | | | | | |
| | | | | | | |
| | | | | | | |
| Gesamt: | | | | | | |

| **Abendessen** | Kalorien | Fett | Eiweiß | KH | Ballast-stoffe | KH netto |
|---|---|---|---|---|---|---|
| | | | | | | |
| | | | | | | |
| | | | | | | |
| Gesamt: | | | | | | |

| **Snacks** | Kalorien | Fett | Eiweiß | KH | Ballast-stoffe | KH netto |
|---|---|---|---|---|---|---|
| | | | | | | |
| | | | | | | |
| Gesamt: | | | | | | |

| **Tagessumme** | | | | | | |
|---|---|---|---|---|---|---|

**Ketose** J / N    Intermittierendes Fasten: von _____Uhr bis_____Uhr

# Checkliste

- [ ] _____
- [ ] _____
- [ ] _____
- [ ] _____
- [ ] _____
- [ ] _____
- [ ] _____
- [ ] _____
- [ ] _____

# Notizen

_____

_____

_____

_____

_____

_____

_____

_____

_____

_____

# Tag 6 Mahlzeiten – Tracker

Datum: _____

Mo Di Mi Do Fr Sa So

| 🎯 Tagesziel | | | | | | |
|---|---|---|---|---|---|---|

| **Frühstück** | Kalorien | Fett | Eiweiß | KH | Ballast-stoffe | KH netto |
|---|---|---|---|---|---|---|
| | | | | | | |
| | | | | | | |
| | | | | | | |
| | | | | | | |
| Gesamt: | | | | | | |

| **Mittagessen** | Kalorien | Fett | Eiweiß | KH | Ballast-stoffe | KH netto |
|---|---|---|---|---|---|---|
| | | | | | | |
| | | | | | | |
| | | | | | | |
| | | | | | | |
| Gesamt: | | | | | | |

| **Abendessen** | Kalorien | Fett | Eiweiß | KH | Ballast-stoffe | KH netto |
|---|---|---|---|---|---|---|
| | | | | | | |
| | | | | | | |
| | | | | | | |
| | | | | | | |
| Gesamt: | | | | | | |

| **Snacks** | Kalorien | Fett | Eiweiß | KH | Ballast-stoffe | KH netto |
|---|---|---|---|---|---|---|
| | | | | | | |
| | | | | | | |
| | | | | | | |
| Gesamt: | | | | | | |

| **Tagessumme** | | | | | | |
|---|---|---|---|---|---|---|

**Ketose** J / N     Intermittierendes Fasten: von _____Uhr bis_____Uhr

# Checkliste

- ☐ _____
- ☐ _____
- ☐ _____
- ☐ _____
- ☐ _____
- ☐ _____
- ☐ _____
- ☐ _____
- ☐ _____

# Notizen

_____

_____

_____

_____

_____

_____

_____

_____

_____

_____

_____

# Tag 7  Mahlzeiten – Tracker

Datum: _____

Mo  Di  Mi  Do  Fr  Sa  So

| ⊕ Tagesziel | | | | | | |
|---|---|---|---|---|---|---|

| Frühstück | Kalorien | Fett | Eiweiß | KH | Ballast-stoffe | KH netto |
|---|---|---|---|---|---|---|
| | | | | | | |
| | | | | | | |
| | | | | | | |
| | | | | | | |
| Gesamt: | | | | | | |

| Mittagessen | Kalorien | Fett | Eiweiß | KH | Ballast-stoffe | KH netto |
|---|---|---|---|---|---|---|
| | | | | | | |
| | | | | | | |
| | | | | | | |
| | | | | | | |
| Gesamt: | | | | | | |

| Abendessen | Kalorien | Fett | Eiweiß | KH | Ballast-stoffe | KH netto |
|---|---|---|---|---|---|---|
| | | | | | | |
| | | | | | | |
| | | | | | | |
| | | | | | | |
| Gesamt: | | | | | | |

| Snacks | Kalorien | Fett | Eiweiß | KH | Ballast-stoffe | KH netto |
|---|---|---|---|---|---|---|
| | | | | | | |
| | | | | | | |
| | | | | | | |
| Gesamt: | | | | | | |

| Tagessumme | | | | | | |
|---|---|---|---|---|---|---|

**Ketose** J / N     Intermittierendes Fasten: von _____Uhr bis_____Uhr

# Checkliste

- [ ] _____
- [ ] _____
- [ ] _____
- [ ] _____
- [ ] _____
- [ ] _____
- [ ] _____
- [ ] _____
- [ ] _____

# Notizen

_____

_____

_____

_____

_____

_____

_____

_____

_____

_____

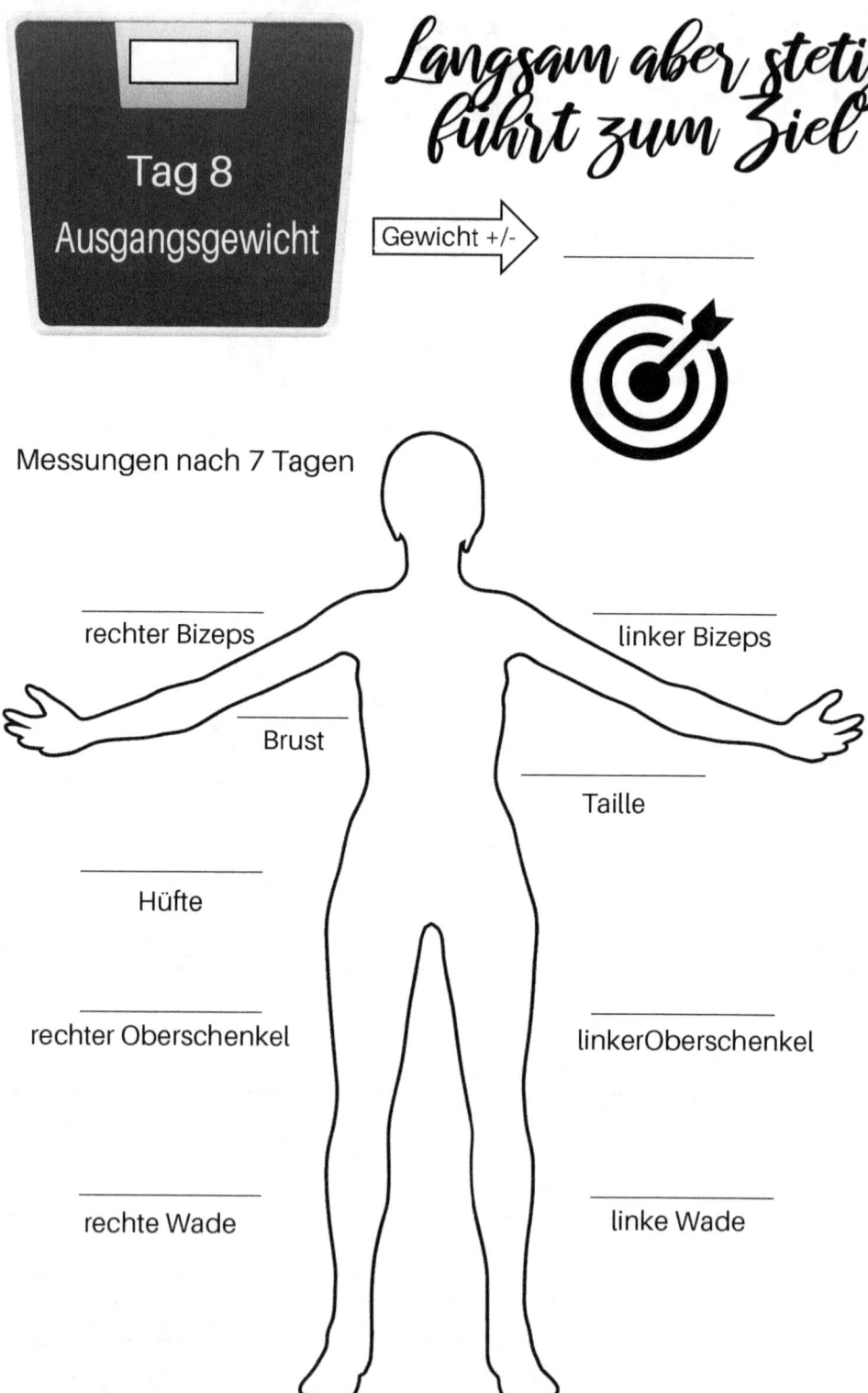

**Tag 8
Ausgangsgewicht**

*Langsam aber stetig
führt zum Ziel*

Gewicht +/- ➡ _____

Messungen nach 7 Tagen

_____
rechter Bizeps

_____
linker Bizeps

_____
Brust

_____
Taille

_____
Hüfte

_____
rechter Oberschenkel

_____
linkerOberschenkel

_____
rechte Wade

_____
linke Wade

# Nach 7 Tagen

hier Foto einkleben

# Fragen, die ich mir stellen sollte

Bin ich zufrieden, wie ich die ersten 7 Tage absolviert habe?

_____

_____

_____

_____

Was war mein größter Erfolg?

_____

_____

_____

_____

Was kann ich besser machen?

_____

_____

_____

_____

Wie fühlt sich mein Körper an?

_____

_____

_____

_____

# Tag 8– 14

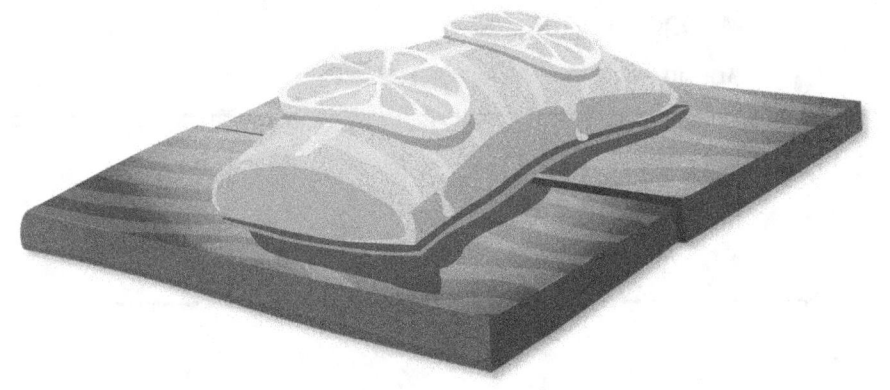

# Speiseplan

| | |
|---|---|
| **Tag 14** | Frühstück:<br><br>Mittagessen:<br><br>Abendessen: |
| **Tag 13** | Frühstück:<br><br>Mittagessen:<br><br>Abendessen: |
| **Tag 12** | Frühstück:<br><br>Mittagessen:<br><br>Abendessen: |
| **Tag 11** | Frühstück:<br><br>Mittagessen:<br><br>Abendessen: |
| **Tag 10** | Frühstück:<br><br>Mittagessen:<br><br>Abendessen: |
| **Tag 9** | Frühstück:<br><br>Mittagessen:<br><br>Abendessen: |
| **Tag 8** | Frühstück:<br><br>Mittagessen:<br><br>Abendessen: |
| **Snacks** | |

# Einkaufsliste

| FLEISCH & FISCH | MILCHPRODUKTE & EIER | GEMÜSE |
|---|---|---|
| Schinken | Sahne | Brokkoli |
| Speck | Joghurt, vollfett | Blumenkohl |
| Hackfleisch | Eier | Gurke |
| Huhn | Butter | Spargel (grün) |
| Aufschnitt | Ghee | Zucchini |
| Schweinefleisch | Saure Sahne | Zwiebeln |
| Lammfleisch | Frischkäse | Knoblauch |
| Wurst | Vollfettkäse | Sellerie |
| Steak | **VORRÄTE** | Aubergine |
| Ente | Mandelmilch | Weißkraut |
| Garnelen | Kokosmilch | Paprika |
| Lachs | Kaffee | Salat |
| Thunfisch | Steinsalz | Kräuter |
| **FETTE & ÖLE** | Senf | **FRÜCHTE** |
| Olivenöl | Kokosmehl | Avocados |
| Avocadoöl | Mandelmehl | Heidelbeeren |
| Sesamöl | Erithrol | Brombeeren |
| Erdnussöl | dunkle Schokol. 90% | Himbeeren |
| MCT Öl | | Erdbeeren |
| Kokos Butter | | Zitronen |
| Kokos Öl | | Limetten |
| Ghee Butter | | Nüsse & Samen |
| | | |
| | | |
| | | |

# Einkaufsliste

| FLEISCH & FISCH | MILCHPRODUKTE | GEMÜSE |
|---|---|---|
|  |  |  |
|  |  |  |
|  |  |  |
|  |  |  |
|  |  |  |
|  |  |  |
|  |  |  |
|  |  |  |
|  | **VORRÄTE** |  |
|  |  |  |
|  |  |  |
|  |  |  |
|  |  |  |
| **FETTE & ÖLE** |  | **FRÜCHTE** |
|  |  |  |
|  |  |  |
|  |  |  |
|  |  |  |
|  |  |  |
|  |  |  |
|  |  |  |
|  |  |  |
|  |  |  |

# Gewohnheits-Tracker

| GEWOHNHEIT | 8 | 9 | 10 | 11 | 12 | 13 | 14 | BELOHNUNG |
|---|---|---|---|---|---|---|---|---|
| | | | | | | | | |
| | | | | | | | | |
| | | | | | | | | |
| | | | | | | | | |
| | | | | | | | | |
| | | | | | | | | |
| | | | | | | | | |
| | | | | | | | | |
| | | | | | | | | |
| | | | | | | | | |

# Stimmungs-Tracker

| TAG | STIMMUNG | | | | | WARUM? |
|---|---|---|---|---|---|---|
| 8 | ☺ | ☺ | 😕 | ☹ | 😠 | |
| 9 | ☺ | ☺ | 😕 | ☹ | 😠 | |
| 10 | ☺ | ☺ | 😕 | ☹ | 😠 | |
| 11 | ☺ | ☺ | 😕 | ☹ | 😠 | |
| 12 | ☺ | ☺ | 😕 | ☹ | 😠 | |
| 13 | ☺ | ☺ | 😕 | ☹ | 😠 | |
| 14 | ☺ | ☺ | 😕 | ☹ | 😠 | |

Wer niemals aufgibt,
wird auch niemals besiegt..

# Sport-Tracker

| Tag 8 | Tag 9 | Tag 10 |
|---|---|---|
| | | |
| Cardio ⭘<br>Gewichte ⭘ | Cardio ⭘<br>Gewichte ⭘ | Cardio ⭘<br>Gewichte ⭘ |

| Tag 11 | Tag 12 | Tag 13 |
|---|---|---|
| | | |
| Cardio ⭘<br>Gewichte ⭘ | Cardio ⭘<br>Gewichte ⭘ | Cardio ⭘<br>Gewichte ⭘ |

| Tag 14 |
|---|
| |
| Cardio ⭘<br>Gewichte ⭘ |

| Tag | Kalorienverbrauch |
|---|---|
| 8 | |
| 9 | |
| 10 | |
| 11 | |
| 12 | |
| 13 | |
| 14 | |

# Checkliste

- [ ] _____
- [ ] _____
- [ ] _____
- [ ] _____
- [ ] _____
- [ ] _____
- [ ] _____
- [ ] _____
- [ ] _____

# Notizen

_____

_____

_____

_____

_____

_____

_____

_____

_____

_____

# Tag 8  Mahlzeiten – Tracker

Datum: _____

Mo Di Mi Do Fr Sa So

| ⊕ Tagesziel | | | | | | | |
|---|---|---|---|---|---|---|---|

| Frühstück | Kalorien | Fett | Eiweiß | KH | Ballast-stoffe | KH netto |
|---|---|---|---|---|---|---|
| | | | | | | |
| | | | | | | |
| | | | | | | |
| Gesamt: | | | | | | |

| Mittagessen | Kalorien | Fett | Eiweiß | KH | Ballast-stoffe | KH netto |
|---|---|---|---|---|---|---|
| | | | | | | |
| | | | | | | |
| | | | | | | |
| Gesamt: | | | | | | |

| Abendessen | Kalorien | Fett | Eiweiß | KH | Ballast-stoffe | KH netto |
|---|---|---|---|---|---|---|
| | | | | | | |
| | | | | | | |
| | | | | | | |
| Gesamt: | | | | | | |

| Snacks | Kalorien | Fett | Eiweiß | KH | Ballast-stoffe | KH netto |
|---|---|---|---|---|---|---|
| | | | | | | |
| | | | | | | |
| Gesamt: | | | | | | |

| Tagessumme | | | | | | |
|---|---|---|---|---|---|---|

**Ketose** J / N       Intermittierendes Fasten: von _____ Uhr bis _____ Uhr

# Checkliste

- [ ] _____
- [ ] _____
- [ ] _____
- [ ] _____
- [ ] _____
- [ ] _____
- [ ] _____
- [ ] _____
- [ ] _____

# Notizen

_____

_____

_____

_____

_____

_____

_____

_____

_____

_____

# Tag 9 Mahlzeiten – Tracker

Datum: _____

Mo Di Mi Do Fr Sa So

| ⊕ Tagesziel | | | | | | | |
|---|---|---|---|---|---|---|---|

| Frühstück | Kalorien | Fett | Eiweiß | KH | Ballast-stoffe | KH netto |
|---|---|---|---|---|---|---|
| | | | | | | |
| | | | | | | |
| | | | | | | |
| Gesamt: | | | | | | |

| Mittagessen | Kalorien | Fett | Eiweiß | KH | Ballast-stoffe | KH netto |
|---|---|---|---|---|---|---|
| | | | | | | |
| | | | | | | |
| | | | | | | |
| Gesamt: | | | | | | |

| Abendessen | Kalorien | Fett | Eiweiß | KH | Ballast-stoffe | KH netto |
|---|---|---|---|---|---|---|
| | | | | | | |
| | | | | | | |
| | | | | | | |
| Gesamt: | | | | | | |

| Snacks | Kalorien | Fett | Eiweiß | KH | Ballast-stoffe | KH netto |
|---|---|---|---|---|---|---|
| | | | | | | |
| | | | | | | |
| Gesamt: | | | | | | |

| Tagessumme | | | | | | | |
|---|---|---|---|---|---|---|---|

**Ketose** J / N     Intermittierendes Fasten: von _____Uhr bis_____Uhr

# Checkliste

- ☐ _____
- ☐ _____
- ☐ _____
- ☐ _____
- ☐ _____
- ☐ _____
- ☐ _____
- ☐ _____
- ☐ _____

# Notizen

_____
_____
_____
_____
_____
_____
_____
_____
_____
_____
_____

# Tag 10 Mahlzeiten – Tracker

Datum: _____

Mo Di Mi Do Fr Sa So

| ⊕ Tagesziel | | | | | | |
|---|---|---|---|---|---|---|
| **Frühstück** | Kalorien | Fett | Eiweiß | KH | Ballast-stoffe | KH netto |
| | | | | | | |
| | | | | | | |
| | | | | | | |
| Gesamt: | | | | | | |
| **Mittagessen** | Kalorien | Fett | Eiweiß | KH | Ballast-stoffe | KH netto |
| | | | | | | |
| | | | | | | |
| | | | | | | |
| Gesamt: | | | | | | |
| **Abendessen** | Kalorien | Fett | Eiweiß | KH | Ballast-stoffe | KH netto |
| | | | | | | |
| | | | | | | |
| | | | | | | |
| Gesamt: | | | | | | |
| **Snacks** | Kalorien | Fett | Eiweiß | KH | Ballast-stoffe | KH netto |
| | | | | | | |
| | | | | | | |
| | | | | | | |
| Gesamt: | | | | | | |
| **Tagessumme** | | | | | | |

**Ketose** J / N     Intermittierendes Fasten: von _____Uhr bis_____Uhr

# Checkliste

- [ ] _____
- [ ] _____
- [ ] _____
- [ ] _____
- [ ] _____
- [ ] _____
- [ ] _____
- [ ] _____
- [ ] _____

# Notizen

_____
_____
_____
_____
_____
_____
_____
_____
_____
_____

# Tag 11 Mahlzeiten – Tracker

Datum: _____

Mo  Di  Mi  Do  Fr  Sa  So

| ⊕ Tagesziel | | | | | | |
|---|---|---|---|---|---|---|
| | | | | | | |

| **Frühstück** | Kalorien | Fett | Eiweiß | KH | Ballast-stoffe | KH netto |
|---|---|---|---|---|---|---|
| | | | | | | |
| | | | | | | |
| | | | | | | |
| | | | | | | |
| Gesamt: | | | | | | |

| **Mittagessen** | Kalorien | Fett | Eiweiß | KH | Ballast-stoffe | KH netto |
|---|---|---|---|---|---|---|
| | | | | | | |
| | | | | | | |
| | | | | | | |
| | | | | | | |
| Gesamt: | | | | | | |

| **Abendessen** | Kalorien | Fett | Eiweiß | KH | Ballast-stoffe | KH netto |
|---|---|---|---|---|---|---|
| | | | | | | |
| | | | | | | |
| | | | | | | |
| | | | | | | |
| Gesamt: | | | | | | |

| **Snacks** | Kalorien | Fett | Eiweiß | KH | Ballast-stoffe | KH netto |
|---|---|---|---|---|---|---|
| | | | | | | |
| | | | | | | |
| | | | | | | |
| Gesamt: | | | | | | |

| **Tagessumme** | | | | | | |
|---|---|---|---|---|---|---|

**Ketose** J / N        Intermittierendes Fasten: von _____Uhr bis_____Uhr

# Checkliste

- [ ] _____
- [ ] _____
- [ ] _____
- [ ] _____
- [ ] _____
- [ ] _____
- [ ] _____
- [ ] _____
- [ ] _____

# Notizen

_____
_____
_____
_____
_____
_____
_____
_____
_____

# Tag 12 Mahlzeiten – Tracker

Datum: _____

Mo Di Mi Do Fr Sa So

| 🎯 Tagesziel | | | | | | |
|---|---|---|---|---|---|---|
| | | | | | | |

| **Frühstück** | Kalorien | Fett | Eiweiß | KH | Ballast-stoffe | KH netto |
|---|---|---|---|---|---|---|
| | | | | | | |
| | | | | | | |
| | | | | | | |
| Gesamt: | | | | | | |

| **Mittagessen** | Kalorien | Fett | Eiweiß | KH | Ballast-stoffe | KH netto |
|---|---|---|---|---|---|---|
| | | | | | | |
| | | | | | | |
| | | | | | | |
| Gesamt: | | | | | | |

| **Abendessen** | Kalorien | Fett | Eiweiß | KH | Ballast-stoffe | KH netto |
|---|---|---|---|---|---|---|
| | | | | | | |
| | | | | | | |
| | | | | | | |
| Gesamt: | | | | | | |

| **Snacks** | Kalorien | Fett | Eiweiß | KH | Ballast-stoffe | KH netto |
|---|---|---|---|---|---|---|
| | | | | | | |
| | | | | | | |
| Gesamt: | | | | | | |

| **Tagessumme** | | | | | | |
|---|---|---|---|---|---|---|

**Ketose** J / N     Intermittierendes Fasten: von _____Uhr bis_____Uhr

# Checkliste

- ☐ _____
- ☐ _____
- ☐ _____
- ☐ _____
- ☐ _____
- ☐ _____
- ☐ _____
- ☐ _____
- ☐ _____

# Notizen

_____

_____

_____

_____

_____

_____

_____

_____

_____

_____

# Tag 13 Mahlzeiten – Tracker

Datum: _____

Mo Di Mi Do Fr Sa So

| ⊕ Tagesziel | | | | | | | |
|---|---|---|---|---|---|---|---|
| | | | | | | | |

| Frühstück | Kalorien | Fett | Eiweiß | KH | Ballast-stoffe | KH netto |
|---|---|---|---|---|---|---|
| | | | | | | |
| | | | | | | |
| | | | | | | |
| Gesamt: | | | | | | |

| Mittagessen | Kalorien | Fett | Eiweiß | KH | Ballast-stoffe | KH netto |
|---|---|---|---|---|---|---|
| | | | | | | |
| | | | | | | |
| | | | | | | |
| Gesamt: | | | | | | |

| Abendessen | Kalorien | Fett | Eiweiß | KH | Ballast-stoffe | KH netto |
|---|---|---|---|---|---|---|
| | | | | | | |
| | | | | | | |
| | | | | | | |
| Gesamt: | | | | | | |

| Snacks | Kalorien | Fett | Eiweiß | KH | Ballast-stoffe | KH netto |
|---|---|---|---|---|---|---|
| | | | | | | |
| | | | | | | |
| Gesamt: | | | | | | |

| Tagessumme | | | | | | | |
|---|---|---|---|---|---|---|---|

**Ketose** J / N        Intermittierendes Fasten: von _____Uhr bis_____Uhr

# Checkliste

- [ ] _____
- [ ] _____
- [ ] _____
- [ ] _____
- [ ] _____
- [ ] _____
- [ ] _____
- [ ] _____
- [ ] _____

# Notizen

_____

_____

_____

_____

_____

_____

_____

_____

_____

_____

_____

# Tag 14 Mahlzeiten – Tracker

Datum: _____

Mo Di Mi Do Fr Sa So

| ⊕ Tagesziel | | | | | | | |
|---|---|---|---|---|---|---|---|
| **Frühstück** | Kalorien | Fett | Eiweiß | KH | Ballast-stoffe | KH netto |
| | | | | | | |
| | | | | | | |
| | | | | | | |
| | | | | | | |
| Gesamt: | | | | | | |
| **Mittagessen** | Kalorien | Fett | Eiweiß | KH | Ballast-stoffe | KH netto |
| | | | | | | |
| | | | | | | |
| | | | | | | |
| | | | | | | |
| Gesamt: | | | | | | |
| **Abendessen** | Kalorien | Fett | Eiweiß | KH | Ballast-stoffe | KH netto |
| | | | | | | |
| | | | | | | |
| | | | | | | |
| | | | | | | |
| Gesamt: | | | | | | |
| **Snacks** | Kalorien | Fett | Eiweiß | KH | Ballast-stoffe | KH netto |
| | | | | | | |
| | | | | | | |
| | | | | | | |
| Gesamt: | | | | | | |
| **Tagessumme** | | | | | | |

**Ketose** J / N    Intermittierendes Fasten: von _____Uhr bis_____Uhr

# Checkliste

- ☐ _____
- ☐ _____
- ☐ _____
- ☐ _____
- ☐ _____
- ☐ _____
- ☐ _____
- ☐ _____
- ☐ _____

# Notizen

_____

_____

_____

_____

_____

_____

_____

_____

_____

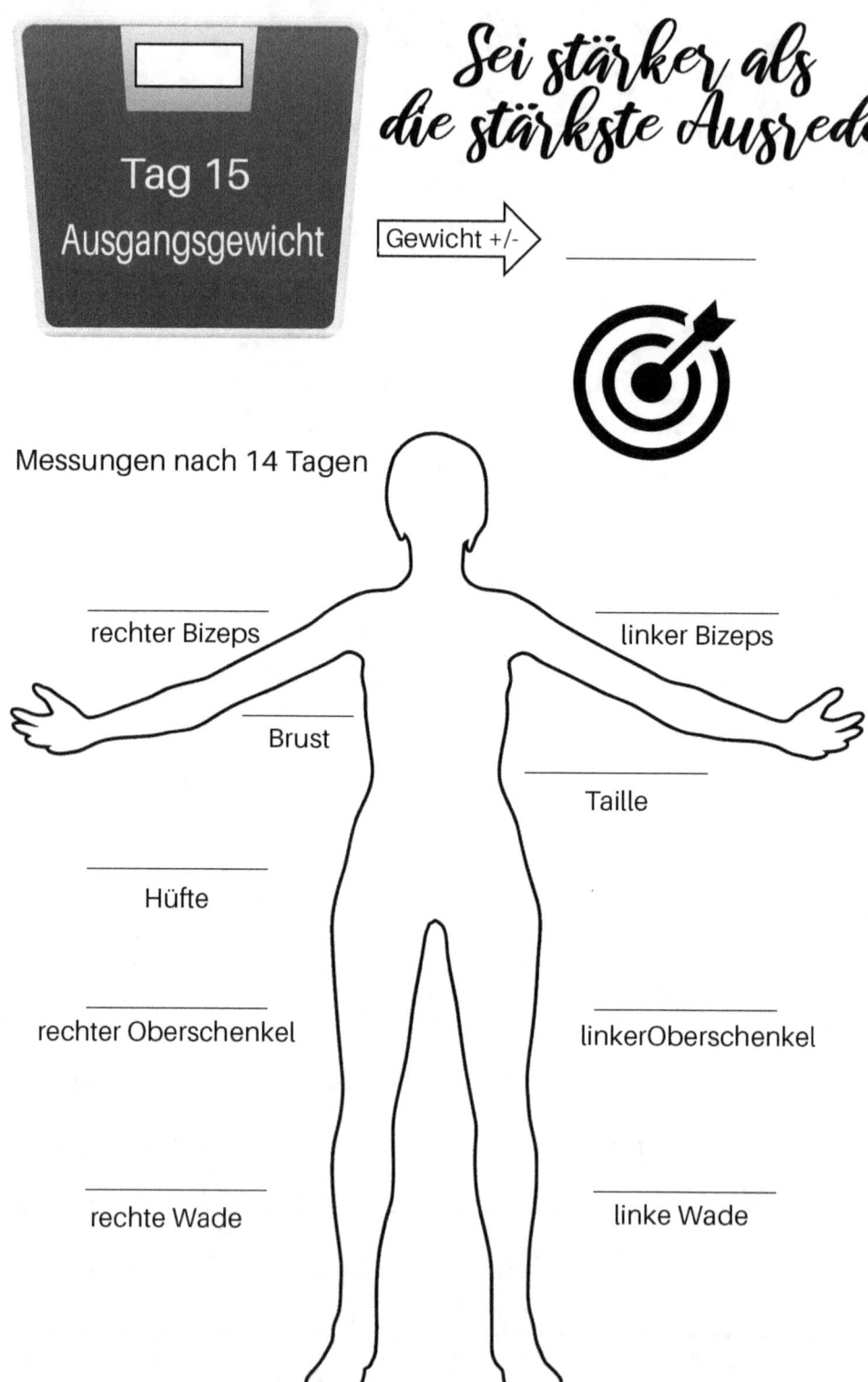

**Tag 15**
**Ausgangsgewicht**

Gewicht +/- ⟶ _____

*Sei stärker als die stärkste Ausrede*

Messungen nach 14 Tagen

_____
rechter Bizeps

_____
linker Bizeps

_____
Brust

_____
Taille

_____
Hüfte

_____
rechter Oberschenkel

_____
linkerOberschenkel

_____
rechte Wade

_____
linke Wade

# Nach 14 Tagen

hier Foto einkleben

# Fragen, die ich mir stellen sollte

Wird es einfacher oder schwerer, sich an Keto zu halten? Warum?

_____

_____

_____

_____

Was ist mein größtes Problem mit Mahlzeiten auf Keto-Basis?

_____

_____

_____

_____

Gibt es etwas, das ich tun kann, um es einfacher zu machen?

_____

_____

_____

_____

Gibt es Lebensmittel, die ich sehr vermisse? Gibt es dafür einen Keto-Ersatz?

_____

_____

_____

_____

# Tag 15 – 21

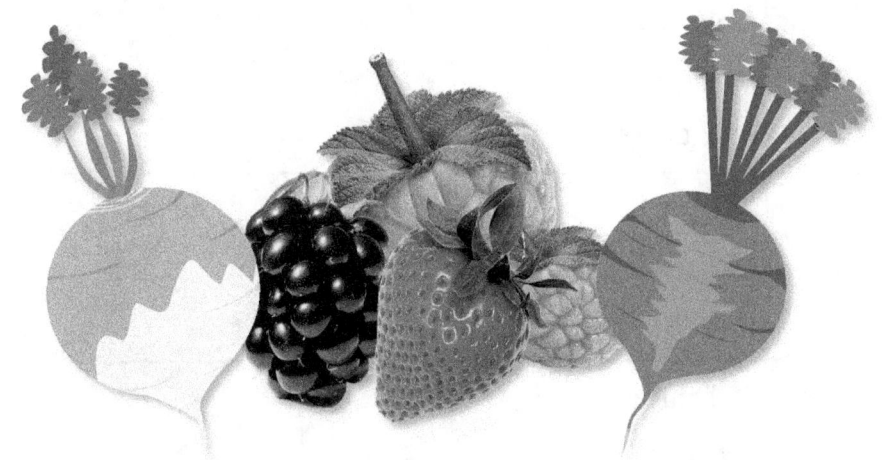

# Speiseplan

| | |
|---|---|
| **Tag 21** | Frühstück:<br><br>Mittagessen:<br><br>Abendessen: |
| **Tag 20** | Frühstück:<br><br>Mittagessen:<br><br>Abendessen: |
| **Tag 19** | Frühstück:<br><br>Mittagessen:<br><br>Abendessen: |
| **Tag 18** | Frühstück:<br><br>Mittagessen:<br><br>Abendessen: |
| **Tag 17** | Frühstück:<br><br>Mittagessen:<br><br>Abendessen: |
| **Tag 16** | Frühstück:<br><br>Mittagessen:<br><br>Abendessen: |
| **Tag 15** | Frühstück:<br><br>Mittagessen:<br><br>Abendessen: |
| **Snacks** | |

# Einkaufsliste

| FLEISCH & FISCH | MILCHPRODUKTE | GEMÜSE |
|---|---|---|
| | | |
| | | |
| | | |
| | | |
| | | |
| | | |
| | | |
| | VORRÄTE | |
| | | |
| | | |
| | | |
| | | |
| FETTE & ÖLE | | FRÜCHTE |
| | | |
| | | |
| | | |
| | | |
| | | |
| | | |
| | | |
| | | |
| | | |

# Einkaufsliste

| | FLEISCH & FISCH | | MILCHPRODUKTE | | GEMÜSE |
|---|---|---|---|---|---|
| | | | | | |
| | | | | | |
| | | | | | |
| | | | | | |
| | | | | | |
| | | | | | |
| | | | | | |
| | | | **VORRÄTE** | | |
| | | | | | |
| | | | | | |
| | | | | | |
| | | | | | |
| | **FETTE & ÖLE** | | | | **FRÜCHTE** |
| | | | | | |
| | | | | | |
| | | | | | |
| | | | | | |
| | | | | | |
| | | | | | |
| | | | | | |
| | | | | | |
| | | | | | |

# Gewohnheits-Tracker

| GEWOHNHEIT | 15 | 16 | 17 | 18 | 19 | 20 | 21 | BELOHNUNG |
|---|---|---|---|---|---|---|---|---|
|  |  |  |  |  |  |  |  |  |
|  |  |  |  |  |  |  |  |  |
|  |  |  |  |  |  |  |  |  |
|  |  |  |  |  |  |  |  |  |
|  |  |  |  |  |  |  |  |  |
|  |  |  |  |  |  |  |  |  |
|  |  |  |  |  |  |  |  |  |
|  |  |  |  |  |  |  |  |  |
|  |  |  |  |  |  |  |  |  |
|  |  |  |  |  |  |  |  |  |

# Stimmungs-Tracker

| TAG | STIMMUNG | | | | | WARUM? |
|---|---|---|---|---|---|---|
| 15 | ☺ | ☻ | 😕 | ☹ | 😨 |  |
| 16 | ☺ | ☻ | 😕 | ☹ | 😨 |  |
| 17 | ☺ | ☻ | 😕 | ☹ | 😨 |  |
| 18 | ☺ | ☻ | 😕 | ☹ | 😨 |  |
| 19 | ☺ | ☻ | 😕 | ☹ | 😨 |  |
| 20 | ☺ | ☻ | 😕 | ☹ | 😨 |  |
| 21 | ☺ | ☻ | 😕 | ☹ | 😨 |  |

 Ein Kilo nach dem anderen!

# Sport-Tracker

| Tag 15 | Tag 16 | Tag 17 |
|---|---|---|
| Cardio ○<br>Gewichte ○ | Cardio ○<br>Gewichte ○ | Cardio ○<br>Gewichte ○ |

| Tag 18 | Tag 19 | Tag 20 |
|---|---|---|
| Cardio ○<br>Gewichte ○ | Cardio ○<br>Gewichte ○ | Cardio ○<br>Gewichte ○ |

| Tag 21 | | Tag | Kalorienverbrauch |
|---|---|---|---|
| | | 15 | |
| | | 16 | |
| | | 17 | |
| | | 18 | |
| | | 19 | |
| Cardio ○ | | 20 | |
| Gewichte ○ | | 21 | |

# Checkliste

- ☐ _____
- ☐ _____
- ☐ _____
- ☐ _____
- ☐ _____
- ☐ _____
- ☐ _____
- ☐ _____
- ☐ _____

# Notizen

_____

_____

_____

_____

_____

_____

_____

_____

_____

_____

# Tag 15 Mahlzeiten – Tracker

Datum: _____

Mo Di Mi Do Fr Sa So

| ⊕ Tagesziel | | | | | | |
|---|---|---|---|---|---|---|
| | | | | | | |

| **Frühstück** | Kalorien | Fett | Eiweiß | KH | Ballast-stoffe | KH netto |
|---|---|---|---|---|---|---|
| | | | | | | |
| | | | | | | |
| | | | | | | |
| | | | | | | |
| Gesamt: | | | | | | |

| **Mittagessen** | Kalorien | Fett | Eiweiß | KH | Ballast-stoffe | KH netto |
|---|---|---|---|---|---|---|
| | | | | | | |
| | | | | | | |
| | | | | | | |
| | | | | | | |
| Gesamt: | | | | | | |

| **Abendessen** | Kalorien | Fett | Eiweiß | KH | Ballast-stoffe | KH netto |
|---|---|---|---|---|---|---|
| | | | | | | |
| | | | | | | |
| | | | | | | |
| | | | | | | |
| Gesamt: | | | | | | |

| **Snacks** | Kalorien | Fett | Eiweiß | KH | Ballast-stoffe | KH netto |
|---|---|---|---|---|---|---|
| | | | | | | |
| | | | | | | |
| | | | | | | |
| Gesamt: | | | | | | |

| **Tagessumme** | | | | | | |
|---|---|---|---|---|---|---|

**Ketose** J / N        Intermittierendes Fasten: von _____Uhr bis_____Uhr

# Checkliste

- [ ] _____
- [ ] _____
- [ ] _____
- [ ] _____
- [ ] _____
- [ ] _____
- [ ] _____
- [ ] _____
- [ ] _____

# Notizen

_____

_____

_____

_____

_____

_____

_____

_____

_____

# Tag 16 Mahlzeiten – Tracker

Datum: _____

Mo Di Mi Do Fr Sa So

| ⊕ Tagesziel | | | | | | |
|---|---|---|---|---|---|---|
| | | | | | | |

| Frühstück | Kalorien | Fett | Eiweiß | KH | Ballast-stoffe | KH netto |
|---|---|---|---|---|---|---|
| | | | | | | |
| | | | | | | |
| | | | | | | |
| Gesamt: | | | | | | |

| Mittagessen | Kalorien | Fett | Eiweiß | KH | Ballast-stoffe | KH netto |
|---|---|---|---|---|---|---|
| | | | | | | |
| | | | | | | |
| | | | | | | |
| Gesamt: | | | | | | |

| Abendessen | Kalorien | Fett | Eiweiß | KH | Ballast-stoffe | KH netto |
|---|---|---|---|---|---|---|
| | | | | | | |
| | | | | | | |
| | | | | | | |
| Gesamt: | | | | | | |

| Snacks | Kalorien | Fett | Eiweiß | KH | Ballast-stoffe | KH netto |
|---|---|---|---|---|---|---|
| | | | | | | |
| | | | | | | |
| | | | | | | |
| Gesamt: | | | | | | |

| Tagessumme | | | | | | |
|---|---|---|---|---|---|---|

**Ketose** J / N        Intermittierendes Fasten: von _____Uhr bis_____Uhr

# Checkliste

- [ ] _____
- [ ] _____
- [ ] _____
- [ ] _____
- [ ] _____
- [ ] _____
- [ ] _____
- [ ] _____
- [ ] _____

# Notizen

_____
_____
_____
_____
_____
_____
_____
_____
_____

# Tag 17 Mahlzeiten – Tracker

Datum: _____

Mo Di Mi Do Fr Sa So

| ⊕ Tagesziel | | | | | | |
|---|---|---|---|---|---|---|
| | | | | | | |

| **Frühstück** | Kalorien | Fett | Eiweiß | KH | Ballast-stoffe | KH netto |
|---|---|---|---|---|---|---|
| | | | | | | |
| | | | | | | |
| | | | | | | |
| Gesamt: | | | | | | |

| **Mittagessen** | Kalorien | Fett | Eiweiß | KH | Ballast-stoffe | KH netto |
|---|---|---|---|---|---|---|
| | | | | | | |
| | | | | | | |
| | | | | | | |
| Gesamt: | | | | | | |

| **Abendessen** | Kalorien | Fett | Eiweiß | KH | Ballast-stoffe | KH netto |
|---|---|---|---|---|---|---|
| | | | | | | |
| | | | | | | |
| | | | | | | |
| Gesamt: | | | | | | |

| **Snacks** | Kalorien | Fett | Eiweiß | KH | Ballast-stoffe | KH netto |
|---|---|---|---|---|---|---|
| | | | | | | |
| | | | | | | |
| | | | | | | |
| Gesamt: | | | | | | |

| **Tagessumme** | | | | | | |
|---|---|---|---|---|---|---|

**Ketose** J / N     Intermittierendes Fasten: von _____Uhr bis_____Uhr

# Checkliste

- [ ] _____
- [ ] _____
- [ ] _____
- [ ] _____
- [ ] _____
- [ ] _____
- [ ] _____
- [ ] _____
- [ ] _____

# Notizen

_____
_____
_____
_____
_____
_____
_____
_____
_____

# Tag 18 Mahlzeiten – Tracker

Datum: _____

Mo Di Mi Do Fr Sa So

| 🎯 Tagesziel | | | | | | |
|---|---|---|---|---|---|---|
| | | | | | | |

| **Frühstück** | Kalorien | Fett | Eiweiß | KH | Ballast-stoffe | KH netto |
|---|---|---|---|---|---|---|
| | | | | | | |
| | | | | | | |
| | | | | | | |
| | | | | | | |
| Gesamt: | | | | | | |

| **Mittagessen** | Kalorien | Fett | Eiweiß | KH | Ballast-stoffe | KH netto |
|---|---|---|---|---|---|---|
| | | | | | | |
| | | | | | | |
| | | | | | | |
| | | | | | | |
| Gesamt: | | | | | | |

| **Abendessen** | Kalorien | Fett | Eiweiß | KH | Ballast-stoffe | KH netto |
|---|---|---|---|---|---|---|
| | | | | | | |
| | | | | | | |
| | | | | | | |
| | | | | | | |
| Gesamt: | | | | | | |

| **Snacks** | Kalorien | Fett | Eiweiß | KH | Ballast-stoffe | KH netto |
|---|---|---|---|---|---|---|
| | | | | | | |
| | | | | | | |
| | | | | | | |
| Gesamt: | | | | | | |

| **Tagessumme** | | | | | | |
|---|---|---|---|---|---|---|

**Ketose** J / N      Intermittierendes Fasten: von _____ Uhr bis _____ Uhr

# Checkliste

- [ ] _____
- [ ] _____
- [ ] _____
- [ ] _____
- [ ] _____
- [ ] _____
- [ ] _____
- [ ] _____
- [ ] _____

# Notizen

_____
_____
_____
_____
_____
_____
_____
_____
_____
_____
_____

# Tag 19 Mahlzeiten – Tracker

Datum: _____

Mo  Di  Mi  Do  Fr  Sa  So

| ⊕ Tageziel | | | | | | | |
|---|---|---|---|---|---|---|---|

| Frühstück | Kalorien | Fett | Eiweiß | KH | Ballast-stoffe | KH netto |
|---|---|---|---|---|---|---|
| | | | | | | |
| | | | | | | |
| | | | | | | |
| Gesamt: | | | | | | |

| Mittagessen | Kalorien | Fett | Eiweiß | KH | Ballast-stoffe | KH netto |
|---|---|---|---|---|---|---|
| | | | | | | |
| | | | | | | |
| | | | | | | |
| Gesamt: | | | | | | |

| Abendessen | Kalorien | Fett | Eiweiß | KH | Ballast-stoffe | KH netto |
|---|---|---|---|---|---|---|
| | | | | | | |
| | | | | | | |
| | | | | | | |
| Gesamt: | | | | | | |

| Snacks | Kalorien | Fett | Eiweiß | KH | Ballast-stoffe | KH netto |
|---|---|---|---|---|---|---|
| | | | | | | |
| | | | | | | |
| Gesamt: | | | | | | |

| Tagessumme | | | | | | |
|---|---|---|---|---|---|---|

**Ketose** J / N     Intermittierendes Fasten: von _____Uhr bis_____Uhr

# Checkliste

- [ ]
- [ ]
- [ ]
- [ ]
- [ ]
- [ ]
- [ ]
- [ ]
- [ ]

# Notizen

# Tag 20 Mahlzeiten – Tracker

Datum: _____

| | Mo | Di | Mi | Do | Fr | Sa | So |
|---|---|---|---|---|---|---|---|

⊕ **Tagesziel**

| **Frühstück** | Kalorien | Fett | Eiweiß | KH | Ballast-stoffe | KH netto |
|---|---|---|---|---|---|---|
| | | | | | | |
| | | | | | | |
| | | | | | | |
| Gesamt: | | | | | | |

| **Mittagessen** | Kalorien | Fett | Eiweiß | KH | Ballast-stoffe | KH netto |
|---|---|---|---|---|---|---|
| | | | | | | |
| | | | | | | |
| | | | | | | |
| Gesamt: | | | | | | |

| **Abendessen** | Kalorien | Fett | Eiweiß | KH | Ballast-stoffe | KH netto |
|---|---|---|---|---|---|---|
| | | | | | | |
| | | | | | | |
| | | | | | | |
| Gesamt: | | | | | | |

| **Snacks** | Kalorien | Fett | Eiweiß | KH | Ballast-stoffe | KH netto |
|---|---|---|---|---|---|---|
| | | | | | | |
| | | | | | | |
| Gesamt: | | | | | | |

**Tagessumme**

**Ketose** J / N     Intermittierendes Fasten: von _____ Uhr bis _____ Uhr

# Checkliste

- [ ] _____
- [ ] _____
- [ ] _____
- [ ] _____
- [ ] _____
- [ ] _____
- [ ] _____
- [ ] _____
- [ ] _____

# Notizen

_____
_____
_____
_____
_____
_____
_____
_____
_____
_____
_____

# Tag 21 Mahlzeiten – Tracker

Datum: _____

| | Mo | Di | Mi | Do | Fr | Sa | So |
|---|---|---|---|---|---|---|---|

⊕ **Tagesziel**

| Frühstück | Kalorien | Fett | Eiweiß | KH | Ballast-stoffe | KH netto |
|---|---|---|---|---|---|---|
| | | | | | | |
| | | | | | | |
| | | | | | | |
| | | | | | | |
| Gesamt: | | | | | | |

| Mittagessen | Kalorien | Fett | Eiweiß | KH | Ballast-stoffe | KH netto |
|---|---|---|---|---|---|---|
| | | | | | | |
| | | | | | | |
| | | | | | | |
| | | | | | | |
| Gesamt: | | | | | | |

| Abendessen | Kalorien | Fett | Eiweiß | KH | Ballast-stoffe | KH netto |
|---|---|---|---|---|---|---|
| | | | | | | |
| | | | | | | |
| | | | | | | |
| | | | | | | |
| Gesamt: | | | | | | |

| Snacks | Kalorien | Fett | Eiweiß | KH | Ballast-stoffe | KH netto |
|---|---|---|---|---|---|---|
| | | | | | | |
| | | | | | | |
| | | | | | | |
| Gesamt: | | | | | | |

| Tagessumme | | | | | | | |
|---|---|---|---|---|---|---|---|

**Ketose** J / N    Intermittierendes Fasten: von _____ Uhr bis _____ Uhr

# Checkliste

- [ ]
- [ ]
- [ ]
- [ ]
- [ ]
- [ ]
- [ ]
- [ ]
- [ ]

# Notizen

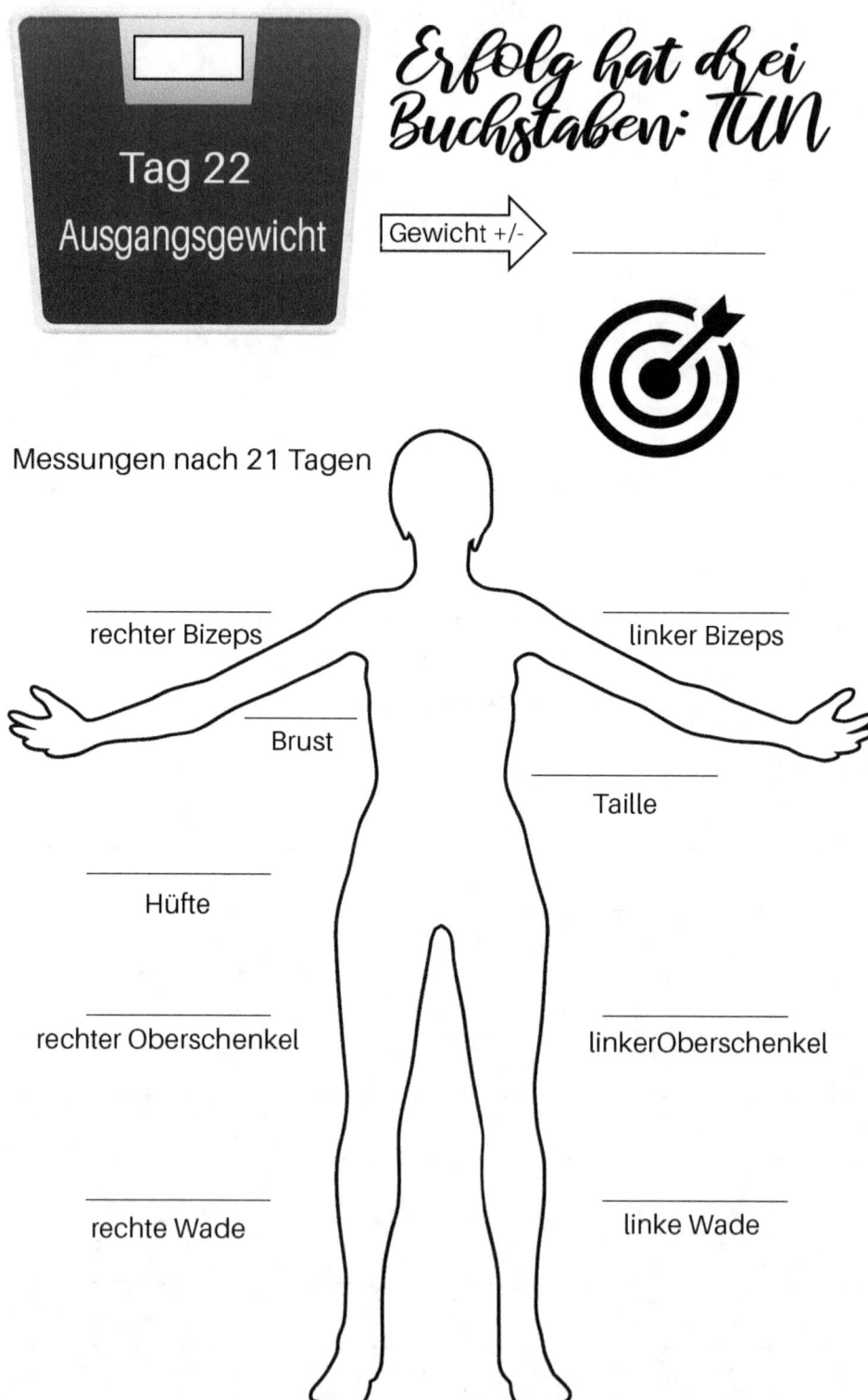

Tag 22
Ausgangsgewicht

Erfolg hat drei
Buchstaben: TUN

Gewicht +/- ➡ _____

Messungen nach 21 Tagen

_____
rechter Bizeps

_____
linker Bizeps

_____
Brust

_____
Taille

_____
Hüfte

_____
rechter Oberschenkel

_____
linkerOberschenkel

_____
rechte Wade

_____
linke Wade

# Nach 21 Tagen

hier Foto einkleben

# Fragen, die ich mir stellen sollte

Bin ich mit mir zufrieden, wie ich die ersten 21 Tage gemeistert habe?

_____

_____

_____

_____

Worauf bin ich besonders stolz? Warum?

_____

_____

_____

_____

Was sind meine größten Probleme mit Keto?

_____

_____

_____

_____

Welche Lösungsmöglichkeiten gibt es dafür?

_____

_____

_____

_____

# Tag 22-28

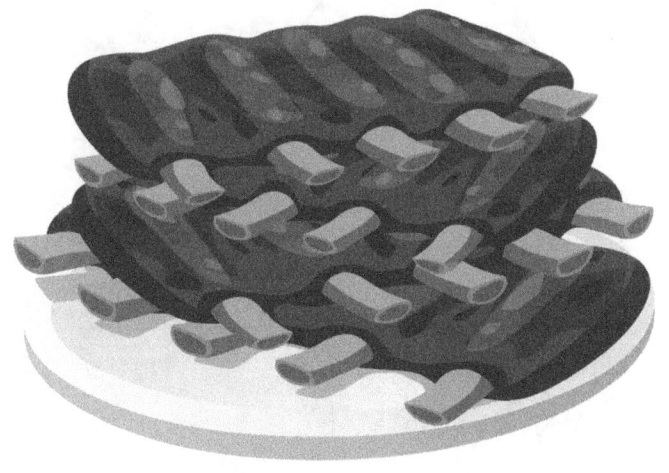

| | |
|---|---|
| **Tag 28** | Frühstück:<br>Mittagessen:<br>Abendessen: |
| **Tag 27** | Frühstück:<br>Mittagessen:<br>Abendessen: |
| **Tag 26** | Frühstück:<br>Mittagessen:<br>Abendessen: |
| **Tag 25** | Frühstück:<br>Mittagessen:<br>Abendessen: |
| **Tag 24** | Frühstück:<br>Mittagessen:<br>Abendessen: |
| **Tag 23** | Frühstück:<br>Mittagessen:<br>Abendessen: |
| **Tag 22** | Frühstück:<br>Mittagessen:<br>Abendessen: |
| **Snacks** | |

# Einkaufsliste

| FLEISCH & FISCH | MILCHPRODUKTE & EIER | GEMÜSE |
|---|---|---|
| Schinken | Sahne | Brokkoli |
| Speck | Joghurt, vollfett | Blumenkohl |
| Hackfleisch | Eier | Gurke |
| Huhn | Butter | Spargel (grün) |
| Aufschnitt | Ghee | Zucchini |
| Schweinefleisch | Saure Sahne | Zwiebeln |
| Lammfleisch | Frischkäse | Knoblauch |
| Wurst | Vollfettkäse | Sellerie |
| Steak | **VORRÄTE** | Aubergine |
| Ente | Mandelmilch | Weißkraut |
| Garnelen | Kokosmilch | Paprika |
| Lachs | Kaffee | Salat |
| Thunfisch | Steinsalz | Kräuter |
| **FETTE & ÖLE** | Senf | **FRÜCHTE** |
| Olivenöl | Kokosmehl | Avocados |
| Avocadoöl | Mandelmehl | Heidelbeeren |
| Sesamöl | Erithrol | Brombeeren |
| Erdnussöl | dunkle Schokol. 90% | Himbeeren |
| MCT Öl | | Erdbeeren |
| Kokos Butter | | Zitronen |
| Kokos Öl | | Limetten |
| Ghee Butter | | Nüsse & Samen |
| | | |
| | | |

# Einkaufsliste

| FLEISCH & FISCH | MILCHPRODUKTE | GEMÜSE |
|---|---|---|
| | | |
| | | |
| | | |
| | | |
| | | |
| | | |
| | | |
| | | |
| | VORRÄTE | |
| | | |
| | | |
| | | |
| | | |
| FETTE & ÖLE | | FRÜCHTE |
| | | |
| | | |
| | | |
| | | |
| | | |
| | | |
| | | |
| | | |
| | | |

# Gewohnheits-Tracker

| GEWOHNHEIT | 22 | 23 | 24 | 25 | 26 | 27 | 28 | BELOHNUNG |
|---|---|---|---|---|---|---|---|---|
|  |  |  |  |  |  |  |  |  |
|  |  |  |  |  |  |  |  |  |
|  |  |  |  |  |  |  |  |  |
|  |  |  |  |  |  |  |  |  |
|  |  |  |  |  |  |  |  |  |
|  |  |  |  |  |  |  |  |  |
|  |  |  |  |  |  |  |  |  |
|  |  |  |  |  |  |  |  |  |
|  |  |  |  |  |  |  |  |  |
|  |  |  |  |  |  |  |  |  |

# Stimmungs-Tracker

| TAG | STIMMUNG | | | | | WARUM? |
|---|---|---|---|---|---|---|
| 22 | ☺ | ☺ | ☹ | ☹ | ☹ |  |
| 23 | ☺ | ☺ | ☹ | ☹ | ☹ |  |
| 24 | ☺ | ☺ | ☹ | ☹ | ☹ |  |
| 25 | ☺ | ☺ | ☹ | ☹ | ☹ |  |
| 26 | ☺ | ☺ | ☹ | ☹ | ☹ |  |
| 27 | ☺ | ☺ | ☹ | ☹ | ☹ |  |
| 28 | ☺ | ☺ | ☹ | ☹ | ☹ |  |

 Nicht das Beginnen wird belohnt, sondern das Durchhalten.

# Sport-Tracker

| Tag 22 | Tag 23 | Tag 24 |
|---|---|---|
| | | |
| Cardio ○ <br> Gewichte ○ | Cardio ○ <br> Gewichte ○ | Cardio ○ <br> Gewichte ○ |

| Tag 25 | Tag 26 | Tag 27 |
|---|---|---|
| | | |
| Cardio ○ <br> Gewichte ○ | Cardio ○ <br> Gewichte ○ | Cardio ○ <br> Gewichte ○ |

| Tag 28 |
|---|
| |
| Cardio ○ <br> Gewichte ○ |

| Tag | Kalorienverbrauch |
|---|---|
| 22 | |
| 23 | |
| 24 | |
| 25 | |
| 26 | |
| 27 | |
| 28 | |

# Checkliste

- ☐ _____
- ☐ _____
- ☐ _____
- ☐ _____
- ☐ _____
- ☐ _____
- ☐ _____
- ☐ _____
- ☐ _____

# Notizen

_____

_____

_____

_____

_____

_____

_____

_____

_____

_____

# Tag 22 Mahlzeiten – Tracker

Datum: _____

| | Mo | Di | Mi | Do | Fr | Sa | So |
|---|---|---|---|---|---|---|---|

| 🎯 Tagesziel | | | | | | | |
|---|---|---|---|---|---|---|---|

| **Frühstück** | Kalorien | Fett | Eiweiß | KH | Ballast-stoffe | KH netto |
|---|---|---|---|---|---|---|
| | | | | | | |
| | | | | | | |
| | | | | | | |
| | | | | | | |
| Gesamt: | | | | | | |

| **Mittagessen** | Kalorien | Fett | Eiweiß | KH | Ballast-stoffe | KH netto |
|---|---|---|---|---|---|---|
| | | | | | | |
| | | | | | | |
| | | | | | | |
| | | | | | | |
| Gesamt: | | | | | | |

| **Abendessen** | Kalorien | Fett | Eiweiß | KH | Ballast-stoffe | KH netto |
|---|---|---|---|---|---|---|
| | | | | | | |
| | | | | | | |
| | | | | | | |
| | | | | | | |
| Gesamt: | | | | | | |

| **Snacks** | Kalorien | Fett | Eiweiß | KH | Ballast-stoffe | KH netto |
|---|---|---|---|---|---|---|
| | | | | | | |
| | | | | | | |
| | | | | | | |
| Gesamt: | | | | | | |

| **Tagessumme** | | | | | | | |
|---|---|---|---|---|---|---|---|

**Ketose** J / N       Intermittierendes Fasten: von _____ Uhr bis _____ Uhr

# Checkliste

- [ ] _____
- [ ] _____
- [ ] _____
- [ ] _____
- [ ] _____
- [ ] _____
- [ ] _____
- [ ] _____
- [ ] _____

# Notizen

_____

_____

_____

_____

_____

_____

_____

_____

_____

# Tag 23 Mahlzeiten - Tracker

Datum: _____

Mo Di Mi Do Fr Sa So

| 🎯 Tagesziel | | | | | | |
|---|---|---|---|---|---|---|

| **Frühstück** | Kalorien | Fett | Eiweiß | KH | Ballast-stoffe | KH netto |
|---|---|---|---|---|---|---|
| | | | | | | |
| | | | | | | |
| | | | | | | |
| Gesamt: | | | | | | |

| **Mittagessen** | Kalorien | Fett | Eiweiß | KH | Ballast-stoffe | KH netto |
|---|---|---|---|---|---|---|
| | | | | | | |
| | | | | | | |
| | | | | | | |
| Gesamt: | | | | | | |

| **Abendessen** | Kalorien | Fett | Eiweiß | KH | Ballast-stoffe | KH netto |
|---|---|---|---|---|---|---|
| | | | | | | |
| | | | | | | |
| | | | | | | |
| Gesamt: | | | | | | |

| **Snacks** | Kalorien | Fett | Eiweiß | KH | Ballast-stoffe | KH netto |
|---|---|---|---|---|---|---|
| | | | | | | |
| | | | | | | |
| | | | | | | |
| Gesamt: | | | | | | |

| **Tagessumme** | | | | | | |
|---|---|---|---|---|---|---|

**Ketose** J / N    Intermittierendes Fasten: von _____ Uhr bis _____ Uhr

# Checkliste

- [ ] _____
- [ ] _____
- [ ] _____
- [ ] _____
- [ ] _____
- [ ] _____
- [ ] _____
- [ ] _____
- [ ] _____

# Notizen

_____

_____

_____

_____

_____

_____

_____

_____

_____

# Tag 24 Mahlzeiten – Tracker

| ⊕ Tagesziel | | | | | | |
|---|---|---|---|---|---|---|

| **Frühstück** | Kalorien | Fett | Eiweiß | KH | Ballast-stoffe | KH netto |
|---|---|---|---|---|---|---|
| | | | | | | |
| | | | | | | |
| | | | | | | |
| Gesamt: | | | | | | |

| **Mittagessen** | Kalorien | Fett | Eiweiß | KH | Ballast-stoffe | KH netto |
|---|---|---|---|---|---|---|
| | | | | | | |
| | | | | | | |
| | | | | | | |
| Gesamt: | | | | | | |

| **Abendessen** | Kalorien | Fett | Eiweiß | KH | Ballast-stoffe | KH netto |
|---|---|---|---|---|---|---|
| | | | | | | |
| | | | | | | |
| | | | | | | |
| Gesamt: | | | | | | |

| **Snacks** | Kalorien | Fett | Eiweiß | KH | Ballast-stoffe | KH netto |
|---|---|---|---|---|---|---|
| | | | | | | |
| | | | | | | |
| | | | | | | |
| Gesamt: | | | | | | |

| **Tagessumme** | | | | | | |
|---|---|---|---|---|---|---|

**Ketose** J / N      Intermittierendes Fasten: von _____Uhr bis_____Uhr

# Checkliste

- ☐ _____
- ☐ _____
- ☐ _____
- ☐ _____
- ☐ _____
- ☐ _____
- ☐ _____
- ☐ _____
- ☐ _____

# Notizen

_____

_____

_____

_____

_____

_____

_____

_____

_____

_____

# Tag 25 Mahlzeiten – Tracker

Datum: _____

Mo Di Mi Do Fr Sa So

| ⊕ Tagesziel | | | | | | | |
|---|---|---|---|---|---|---|---|
| | | | | | | | |

| **Frühstück** | Kalorien | Fett | Eiweiß | KH | Ballast-stoffe | KH netto |
|---|---|---|---|---|---|---|
| | | | | | | |
| | | | | | | |
| | | | | | | |
| | | | | | | |
| Gesamt: | | | | | | |

| **Mittagessen** | Kalorien | Fett | Eiweiß | KH | Ballast-stoffe | KH netto |
|---|---|---|---|---|---|---|
| | | | | | | |
| | | | | | | |
| | | | | | | |
| | | | | | | |
| Gesamt: | | | | | | |

| **Abendessen** | Kalorien | Fett | Eiweiß | KH | Ballast-stoffe | KH netto |
|---|---|---|---|---|---|---|
| | | | | | | |
| | | | | | | |
| | | | | | | |
| | | | | | | |
| Gesamt: | | | | | | |

| **Snacks** | Kalorien | Fett | Eiweiß | KH | Ballast-stoffe | KH netto |
|---|---|---|---|---|---|---|
| | | | | | | |
| | | | | | | |
| | | | | | | |
| Gesamt: | | | | | | |

| **Tagessumme** | | | | | | |
|---|---|---|---|---|---|---|
| | | | | | | |

**Ketose** J / N          Intermittierendes Fasten: von _____Uhr bis_____Uhr

# Checkliste

- ☐ _____
- ☐ _____
- ☐ _____
- ☐ _____
- ☐ _____
- ☐ _____
- ☐ _____
- ☐ _____
- ☐ _____

# Notizen

_____

_____

_____

_____

_____

_____

_____

_____

_____

# Tag 26 Mahlzeiten – Tracker

Datum: _____

Mo Di Mi Do Fr Sa So

| 🎯 Tagesziel | | | | | | | |
|---|---|---|---|---|---|---|---|

| Frühstück | Kalorien | Fett | Eiweiß | KH | Ballast-stoffe | KH netto |
|---|---|---|---|---|---|---|
| | | | | | | |
| | | | | | | |
| | | | | | | |
| | | | | | | |
| Gesamt: | | | | | | |

| Mittagessen | Kalorien | Fett | Eiweiß | KH | Ballast-stoffe | KH netto |
|---|---|---|---|---|---|---|
| | | | | | | |
| | | | | | | |
| | | | | | | |
| | | | | | | |
| Gesamt: | | | | | | |

| Abendessen | Kalorien | Fett | Eiweiß | KH | Ballast-stoffe | KH netto |
|---|---|---|---|---|---|---|
| | | | | | | |
| | | | | | | |
| | | | | | | |
| | | | | | | |
| Gesamt: | | | | | | |

| Snacks | Kalorien | Fett | Eiweiß | KH | Ballast-stoffe | KH netto |
|---|---|---|---|---|---|---|
| | | | | | | |
| | | | | | | |
| | | | | | | |
| Gesamt: | | | | | | |

| Tagessumme | | | | | | | |
|---|---|---|---|---|---|---|---|

**Ketose** J / N     Intermittierendes Fasten: von _____Uhr bis_____Uhr

# Checkliste

- [ ] _____
- [ ] _____
- [ ] _____
- [ ] _____
- [ ] _____
- [ ] _____
- [ ] _____
- [ ] _____
- [ ] _____

# Notizen

_____

_____

_____

_____

_____

_____

_____

_____

_____

_____

# Tag 27 Mahlzeiten – Tracker

Datum: _____

Mo Di Mi Do Fr Sa So

| 🎯 Tagesziel | | | | | | |
|---|---|---|---|---|---|---|

| **Frühstück** | Kalorien | Fett | Eiweiß | KH | Ballast-stoffe | KH netto |
|---|---|---|---|---|---|---|
| | | | | | | |
| | | | | | | |
| | | | | | | |
| Gesamt: | | | | | | |

| **Mittagessen** | Kalorien | Fett | Eiweiß | KH | Ballast-stoffe | KH netto |
|---|---|---|---|---|---|---|
| | | | | | | |
| | | | | | | |
| | | | | | | |
| Gesamt: | | | | | | |

| **Abendessen** | Kalorien | Fett | Eiweiß | KH | Ballast-stoffe | KH netto |
|---|---|---|---|---|---|---|
| | | | | | | |
| | | | | | | |
| | | | | | | |
| Gesamt: | | | | | | |

| **Snacks** | Kalorien | Fett | Eiweiß | KH | Ballast-stoffe | KH netto |
|---|---|---|---|---|---|---|
| | | | | | | |
| | | | | | | |
| Gesamt: | | | | | | |

| **Tagessumme** | | | | | | |
|---|---|---|---|---|---|---|

**Ketose** J / N    Intermittierendes Fasten: von _____Uhr bis_____Uhr

# Checkliste

- [ ] _____
- [ ] _____
- [ ] _____
- [ ] _____
- [ ] _____
- [ ] _____
- [ ] _____
- [ ] _____
- [ ] _____

# Notizen

_____

_____

_____

_____

_____

_____

_____

_____

_____

_____

# Tag 28 Mahlzeiten – Tracker

Datum: _____

| | Mo | Di | Mi | Do | Fr | Sa | So |
|---|---|---|---|---|---|---|---|

⊕ **Tagesziel**

| Frühstück | Kalorien | Fett | Eiweiß | KH | Ballast-stoffe | KH netto |
|---|---|---|---|---|---|---|
| | | | | | | |
| | | | | | | |
| | | | | | | |
| | | | | | | |
| Gesamt: | | | | | | |

| Mittagessen | Kalorien | Fett | Eiweiß | KH | Ballast-stoffe | KH netto |
|---|---|---|---|---|---|---|
| | | | | | | |
| | | | | | | |
| | | | | | | |
| | | | | | | |
| Gesamt: | | | | | | |

| Abendessen | Kalorien | Fett | Eiweiß | KH | Ballast-stoffe | KH netto |
|---|---|---|---|---|---|---|
| | | | | | | |
| | | | | | | |
| | | | | | | |
| | | | | | | |
| Gesamt: | | | | | | |

| Snacks | Kalorien | Fett | Eiweiß | KH | Ballast-stoffe | KH netto |
|---|---|---|---|---|---|---|
| | | | | | | |
| | | | | | | |
| | | | | | | |
| Gesamt: | | | | | | |

| **Tagessumme** | | | | | | | |
|---|---|---|---|---|---|---|---|

**Ketose** J / N          Intermittierendes Fasten: von _____Uhr bis_____Uhr

# Checkliste

- [ ] _____
- [ ] _____
- [ ] _____
- [ ] _____
- [ ] _____
- [ ] _____
- [ ] _____
- [ ] _____
- [ ] _____

# Notizen

_____

_____

_____

_____

_____

_____

_____

_____

_____

_____

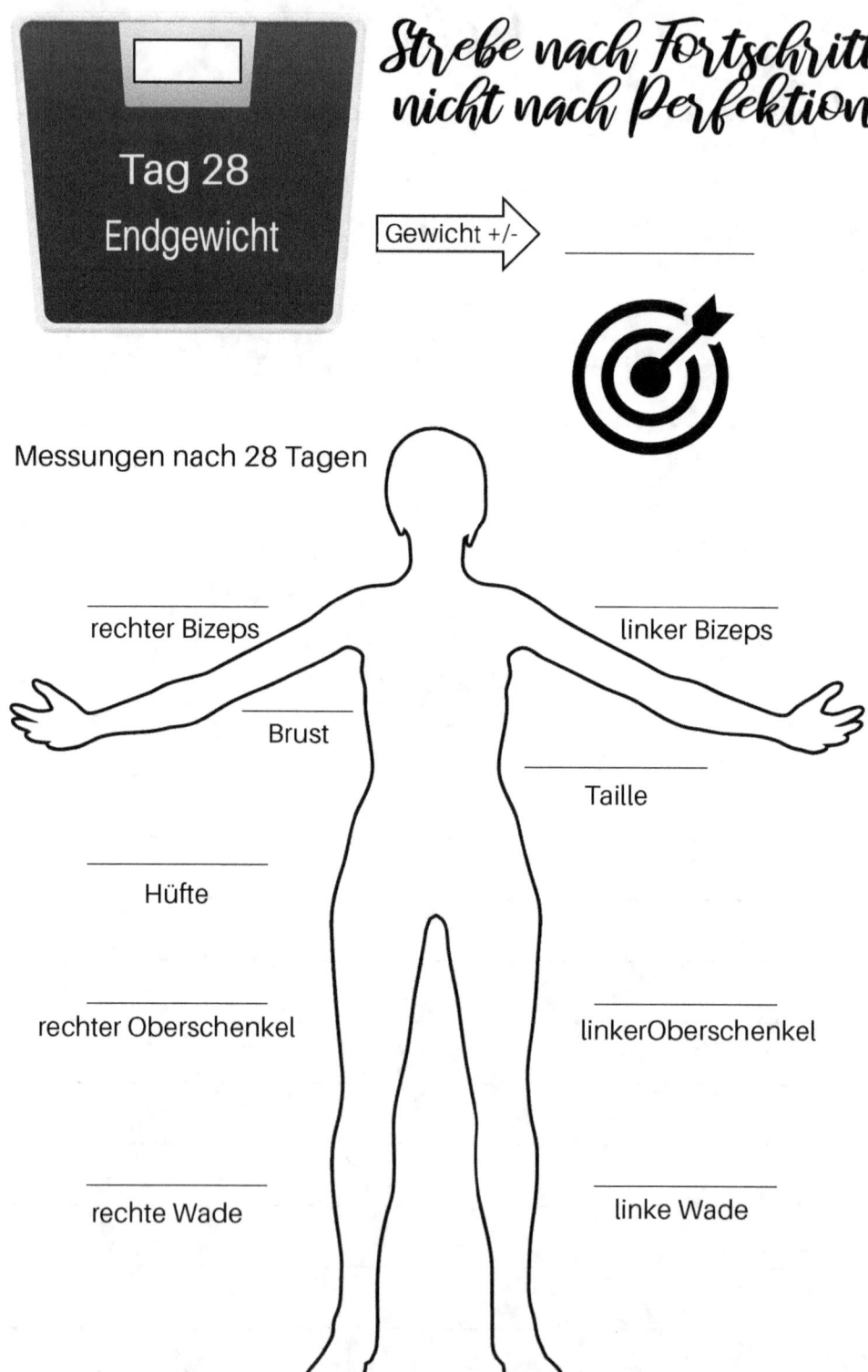

Tag 28
Endgewicht

*Strebe nach Fortschritt, nicht nach Perfektion*

Gewicht +/-  _____

Messungen nach 28 Tagen

_____
rechter Bizeps

_____
linker Bizeps

_____
Brust

_____
Taille

_____
Hüfte

_____
rechter Oberschenkel

_____
linkerOberschenkel

_____
rechte Wade

_____
linke Wade

# Nach 28 Tagen

hier Foto einkleben

# Fragen, die ich mir stellen sollte

Werde ich diese Ernährung fortsetzen? Warum oder warum nicht?

_____

_____

_____

_____

Kann ich das alleine machen oder brauche ich mehr Unterstützung?

_____

_____

_____

_____

Auch wenn ich mein Ziel erreiche, bleibe ich bei Keto. Richtig oder falsch?

_____

_____

_____

_____

Ich würde den Keto Lifestyle Familie und Freunden empfehlen?

_____

_____

_____

_____

# Keto

# Rezepte

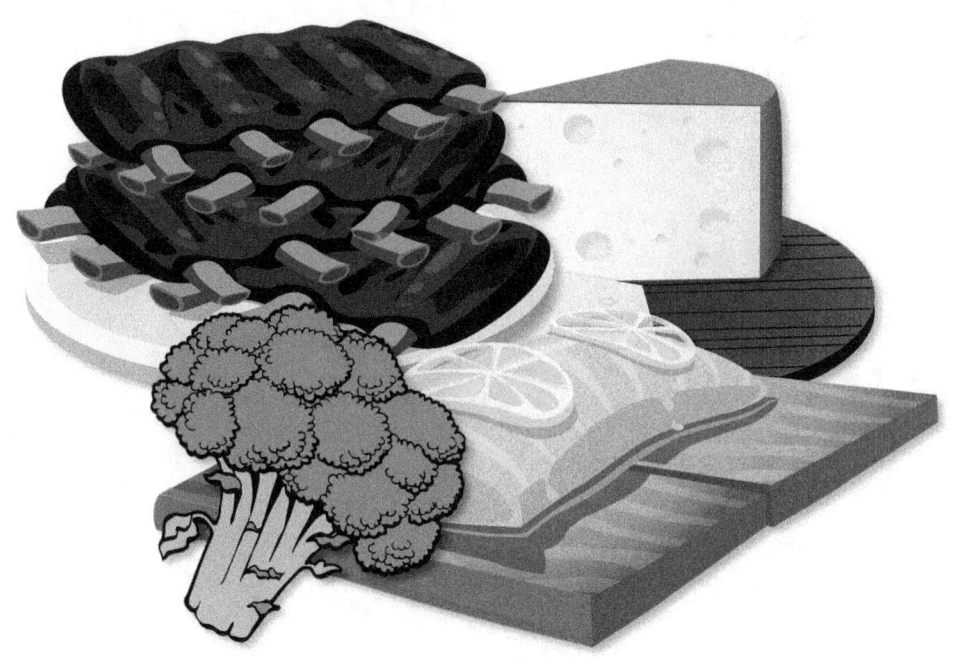

# Rezept:

Vorbereitungszeit [          ]  Zubereitungszeit [              ]
Portionen [        ]  Schwierigkeitsgrad [          ]

## Zutaten

## Zubereitung

Eiweiß [        ]  Fett [        ]  KH [        ]  Ballast [        ]  Kalorien [        ]

# Rezept:

Vorbereitungszeit [          ] Zubereitungszeit [            ]
Portionen [        ] Schwierigkeitsgrad [            ]

## Zutaten

------------------------------

------------------------------

------------------------------

------------------------------

## Zubereitung

------------------------------

------------------------------

------------------------------

------------------------------

------------------------------

------------------------------

Eiweiß [        ] Fett [        ] KH [        ] Ballast [        ] Kalorien [        ]

# Rezept:

Vorbereitungszeit [          ] Zubereitungszeit [          ]
Portionen [        ] Schwierigkeitsgrad [          ]

## Zutaten

-------------------------------------  -------------------------------------

-------------------------------------  -------------------------------------

-------------------------------------  -------------------------------------

-------------------------------------  -------------------------------------

-------------------------------------  -------------------------------------

## Zubereitung

Eiweiß [        ] Fett [        ] KH [        ] Ballast [        ] Kalorien [        ]

# Rezept:

Vorbereitungszeit [          ] Zubereitungszeit [            ]
Portionen [      ] Schwierigkeitsgrad [          ]

## Zutaten

---

## Zubereitung

---

Eiweiß [        ] Fett [        ] KH [        ] Ballast [        ] Kalorien [        ]

# Rezept:

Vorbereitungszeit [　　　　] Zubereitungszeit [　　　　]
Portionen [　　] Schwierigkeitsgrad [　　　　]

## Zutaten

## Zubereitung

Eiweiß [　　] Fett [　　] KH [　　] Ballast [　　] Kalorien [　　]

# Rezept:

Vorbereitungszeit [          ] Zubereitungszeit [               ]
Portionen [         ] Schwierigkeitsgrad [             ]

## Zutaten

## Zubereitung

Eiweiß [          ] Fett [            ] KH [            ] Ballast [             ] Kalorien [             ]

# Rezept:

Vorbereitungszeit [          ]  Zubereitungszeit [          ]
Portionen [        ]  Schwierigkeitsgrad [          ]

## Zutaten

.................................................          .................................................

.................................................          .................................................

.................................................          .................................................

.................................................          .................................................

.................................................          .................................................

## Zubereitung

.......................................................................................................................

.......................................................................................................................

.......................................................................................................................

.......................................................................................................................

.......................................................................................................................

.......................................................................................................................

.......................................................................................................................

.......................................................................................................................

Eiweiß [        ]  Fett [        ]  KH [        ]  Ballast [        ]  Kalorien [        ]

# Rezept:

Vorbereitungszeit [       ] Zubereitungszeit [       ]
Portionen [     ] Schwierigkeitsgrad [      ]

## Zutaten

## Zubereitung

Eiweiß [     ] Fett [     ] KH [     ] Ballast [     ] Kalorien [     ]

# Rezept:

Vorbereitungszeit [          ] Zubereitungszeit [          ]
Portionen [        ]   Schwierigkeitsgrad [          ]

## Zutaten

........................................................     ........................................................

........................................................     ........................................................

........................................................     ........................................................

........................................................     ........................................................

........................................................     ........................................................

## Zubereitung

.................................................................................................................

.................................................................................................................

.................................................................................................................

.................................................................................................................

.................................................................................................................

.................................................................................................................

.................................................................................................................

Eiweiß [        ] Fett [        ] KH [        ] Ballast [        ] Kalorien [        ]

# Rezept:

Vorbereitungszeit [          ] Zubereitungszeit [          ]
Portionen [      ] Schwierigkeitsgrad [          ]

## Zutaten

## Zubereitung

Eiweiß [        ] Fett [        ] KH [        ] Ballast [        ] Kalorien [        ]

# Rezept:

Vorbereitungszeit [        ] Zubereitungszeit [            ]
Portionen [        ] Schwierigkeitsgrad [            ]

## Zutaten

_____     _____

_____     _____

_____     _____

_____     _____

_____     _____

## Zubereitung

_____

_____

_____

_____

_____

_____

_____

Eiweiß [        ] Fett [        ] KH [        ] Ballast [        ] Kalorien [        ]

# Rezept:

Vorbereitungszeit [         ] Zubereitungszeit [            ]
Portionen [       ] Schwierigkeitsgrad [          ]

## Zutaten

## Zubereitung

Eiweiß [        ] Fett [         ] KH [        ] Ballast [         ] Kalorien [          ]

# Rezept:

Vorbereitungszeit [          ] Zubereitungszeit [          ]
Portionen [        ] Schwierigkeitsgrad [          ]

## Zutaten

## Zubereitung

Eiweiß [        ] Fett [        ] KH [        ] Ballast [        ] Kalorien [        ]

# Rezept:

Vorbereitungszeit [          ] Zubereitungszeit [             ]
Portionen [        ] Schwierigkeitsgrad [            ]

## Zutaten

---

## Zubereitung

---

Eiweiß [          ] Fett [          ] KH [          ] Ballast [          ] Kalorien [          ]

# Rezept:

Vorbereitungszeit [          ] Zubereitungszeit [          ]
Portionen [        ]   Schwierigkeitsgrad [          ]

## Zutaten

_____    _____

_____    _____

_____    _____

_____    _____

_____    _____

## Zubereitung

_____

_____

_____

_____

_____

_____

_____

_____

Eiweiß [        ] Fett [        ] KH [        ] Ballast [        ] Kalorien [        ]

# Rezept:

Vorbereitungszeit [          ] Zubereitungszeit [              ]
Portionen [        ] Schwierigkeitsgrad [              ]

## Zutaten

_____          _____

_____          _____

_____          _____

_____          _____

_____          _____

## Zubereitung

_____

_____

_____

_____

_____

_____

_____

Eiweiß [        ] Fett [        ] KH [        ] Ballast [        ] Kalorien [        ]

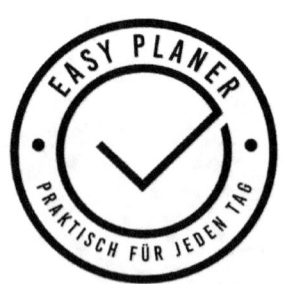

www.ingramcontent.com/pod-product-compliance
Lightning Source LLC
Chambersburg PA
CBHW060411290526
45791CB00002B/700